La Valeur du Raisonnement en Psychothérapie

Traitement Électrique du Goître Exophtalmique

PAR LE

DOCTEUR CH. PFEIFFER

Médecin de la Clinique Neurologique de Levernois

COMMUNICATIONS

AVIZE

IMPRIMERIE WARIS-DEBRET

—

1913

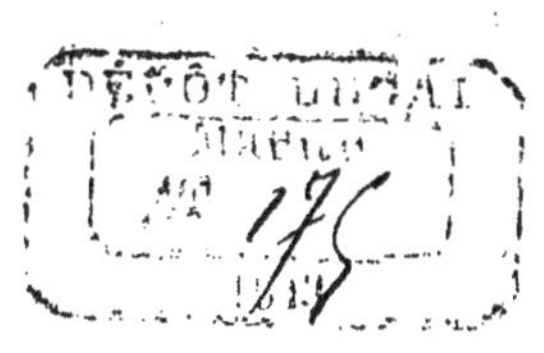

La Valeur du Raisonnement en Psychothérapie

Traitement Électrique du Goître Exophtalmique

PAR LE

DOCTEUR CH. PFEIFFER

Médecin de la Clinique Neurologique de Levernois

COMMUNICATIONS

DU MÊME AUTEUR

Les Intoxications et les Infections dans la Pathogénie des Maladies mentales et des Névropathies. — Tradition française d'un Mémoire en italien, du Pr G. D'ALBUNDO. In-Presse Médicale, Paris 1901.

La Psychologie de Gall. — Paris, MALOINE 1901.

Gall et les idées innées. — In-Revue de Psychiâtrie, 1901, Paris.

Cabanis et Psychologie des sensations. — Idem, 1902.

Essai sur la valeur alimentaire de l'alcool. — Paris, JOUVE 1904.

L'alcool et la digestion. — In-Bulletin de la Société des Sciences naturelles de Saône-et-Loire, no 5, 1905.

L'Alcool et les fonctions de l'hématose. — Idem, no 7, 1905.

Les destinées de l'alcool dans l'organisme. — E. BERTRAND, Châlon-sur-Saône, 1906.

Névroses et Psychothérapie. — In-Bourgogne médicale. (Octobre et Novembre 1911).

Les Névroses à l'Ecole. — In-L'Hygiène à et par l'Ecole (Janvier 1912).

Divers articles dans les publications médicales et scientifiques.

LA VALEUR DU RAISONNEMEMT EN PSYCHOTHÉRAPIE

PAR LE

DOCTEUR CH. PFEIFFER

Médecin de la Clinique Neurologique de Levernois

La psychothérapie des névroses, des phobies et des idées fixes doit-elle être et peut-elle être une thérapeutique purement rationnelle? Nous ne pensons pas qu'on puisse répondre affirmativement à cette importante question.

Le raisonnement n'a pas, en lui-même, d'effet curatif.

On le sait déjà par l'inutilité maintes fois éprouvée des livres, des objections, des conseils formulés aux malades par la famille, le médecin, le prêtre, le confesseur.

On s'en rend mieux compte encore lorsqu'on étudie l'origine des psycho-névroses et le mécanisme de leur guérison. C'est l'examen de ces deux points qui nous permettra de conclure.

I

Il est un fait très général sur lequel nous devons insister, bien qu'il commence à être mieux connu : c'est l'origine émotionnelle de toutes les psycho-névroses.

C'est *l'émotion* qui, en une seule fois, ou par sa répétition, a désorganisé l'état affectif et *consécutivement* l'état moral.

Tous les médecins ont observé des cas de psycho-névroses et de névroses survenues après des émotions brusques ou répétées. La plupart des phobies et des idées-fixes ont une origine émotive. Tout changement d'un état de conscience en un autre s'accompagne d'un état émotif agréable ou non ; réciproquement l'émotion survenant dans un état de conscience donné, va le modifier et le transformer plus ou moins profondément.

C'est l'émotion qui donne aux phobies, aux idées-fixes, aux états dépressifs, aux hypochondries, leur allure démoralisante. L'idée-fixe d'avoir un anévrysme de l'aorte n'est rien en elle-même ; elle devient pathologique si le malade a peur de mourir subitement de la rupture de son prétendu anévrysme.

Des idées *quelconques* se surajoutent ainsi aux troubles émotifs, et les idées les plus absurdes ou les plus raisonnables semblent équivalentes à ce point de vue. Les idées-fixes ont toutes les allures — cela n'importe point pour le pronostic, ni pour le traitement. Ce qui importe, c'est l'émotion unique ou répétée qui a déclanché le processus. On peut donc prévoir, par suite même de cette origine émotive des psycho-névroses, que le raisonnement, la logique, ne serviront pas à eux seuls à constituer le traitement. Il y faut joindre une influence émotive par le moyen de la suggestion sous une de ses formes : Quand le raisonnement guérit, c'est qu'il a fait appel à la *suggestion* et qu'il a provoqué des *états émotifs*.

II

Toutes les suggestions curatives agissent par l'émotion dont elles sont inséparables.

a) Pour la suggestion à *l'état de veille*, cela est facile à démontrer.

Tel malade a l'idée fixe qu'il va mourir de la rupture d'un anévrysme. Cette idée est extrêmement émouvante pour lui, et rien ne changera si vous ne faites pas disparaître cette émotion par une suggestion émotive à rebours : tranquillité absolue venant après une radiographie de son aorte. Tous vos raisonnements ne vaudront pas un bon cliché, qui rendra la tranquillité par une émotion agréable.

Autre exemple : une jeune femme, à la suite de chagrins, discussions, etc., est dominée de cette idée : prendre un couteau et tuer son enfant âgé de trois ans. Aucun raisonnement n'a guéri cette malade. Elle guérit subitement un jour qu'on lui ramène son enfant qui vient d'être renversé et blessé grièvement par une automobile. L'idée fixe disparaît pour ne plus revenir depuis cinq ans.

Autres formes de suggestions : voici un entéritique grave, purement nerveux, un de ces malades fragiles qui vibrent jusqu'au duodénum. Il a subi un amaigrissement énorme, il ne peut plus absolument rien supporter, pas même les liquides.

Tout ce qui pénètre dans les premières voies digestives provoque la diarrhée immédiate. En somme, le malade est en danger. Tous les raisonnements du monde ne feront rien, et une cure de psychothérapie est demeurée sans résultat. Il faut faire quelque chose. Nous utilisons l'électrothérapie. Une séance de galvanisation avec interruptions (Doumer) est employée. Le malade qui est jeune, est très intéressé par les préparatifs de l'instrumentation, par les appareils, etc. Il est en somme sous l'influence d'une émotion qu'il m'a décrite dans la suite. « Je pensais, disait-il, qu'enfin une chose intelligente allait être tentée contre mon intestin, que ce moyen inconnu de moi devait avoir une certaine valeur, car l'électricité c'est une chose *curieuse* et *admirable*, et j'y attachais une *grande importance* pour mon cas, j'étais *content* que vous ayez bien voulu essayer de ce moyen et j'en attendais *sûrement* un *bon* résultat. » Nous soulignons les mots à caractère émotif. Cette séance purement suggestive eut un effet immédiat. Aucune selle de tout le reste de la journée, jusqu'au lendemain matin. Le lendemain *au réveil*, après le sommeil (causes d'émotions inconnues), une selle abondante et absolument liquide. La journée sera mauvaise si nous n'intervenons pas. Nouvelle séance de galvanisation et explication de la diarrhée du matin, que j'attribue sans hésiter au sommeil. Résultat : journée excellente, alimentation liquide, aucune selle. La suite de l'observation est inutile et d'ailleurs très simple : guérison en 10 jours.

C'est alors que je pus seulement commencer un vrai traitement psychothérapique pour apprendre à ce jeune homme à devenir moins sensible aux émotions. Mais, je n'aurais pas agi sur l'entérite si j'avais commencé par là, sans créer la *confiance émotionnante* qui remplace l'action nerveuse d'une émotion triste ou pénible, par l'action opposée d'une émotion gaie et rassurante.

Quelles sont les suggestions à l'état de veille qui guérissent le mieux? C'est la suggestion agréable : vous allez guérir, vous allez perdre telle idée triste, telle phobie angoissante; c'est la suggestion par des procédés médicaux dans lesquels le malade place sa confiance, qui l'intéressent, qui lui plaisent. Mais, on peut encore réussir par des suggestions qui émeuvent le malade dans l'autre sens, en lui faisant peur, et les électrothérapeutes connaissent l'action des étincelles sur les enfants nerveux.

b) Pour la suggestion pendant le *sommeil naturel* il faut reconnaître qu'elle est très peu souvent pratiquée et que l'on échoue quelquefois sans qu'on sache pourquoi. Mais son emploi est sujet à tromper beaucoup sur son mécanisme. Le degré de sommeil est un facteur important mais, difficile à évaluer. Quoi qu'il en soit, les malades ont perdu la faculté de contrôle et sont encore soumis aux actions émotives, comme ils le sont pendant l'hypnose.

c) La caractéristique de *l'hypnose provoquée* c'est d'être imposée, comme une émotion est imposée. Même disparition du contrôle sur soi-même ; même entraînement à des réflexes. L'hypnose est le meilleur moment à choisir pour suggérer les émotions, c'est là un fait très connu. Il y a plus d'un rapport entre l'état où se trouve le sujet pendant l'hypnose et celui où il se trouve dans une émotion, aussi bien au point de vue physiologique qu'au point de vue psychologique. De sorte qu'en imposant la guérison à un malade hypnotisé, on se place dans des conditions très analogues à celles où il se trouve sous le coup d'une émotion.

d) Pour ce qui est de la suggestion pendant la *narcose médicamenteuse,* elle est encore trop peu connue et trop peu étudiée pour qu'on puisse la prendre en considération ici. Elle est d'ailleurs peu employée. Mais, si l'on étudie les relations exactes des sensations éprouvées par le narcosé, on constate que son émotivité est très nettement mise en jeu. Le patient passe par des états psycho-physiologiques où l'émotion, agréable ou non, prédomine. Il ne s'occupe pendant cette narcose d'aucun raisonnement logique, ni d'aucun effort de pure mémoire ou de pure imagination ; mais, il est au contraire le *jouet* de très nombreuses sensasions agréables ou non. Or, c'est dans cet état de vibration émotive, que la suggestion de la guérison va être faite par le médecin. Au réveil, il est certain que l'idée de guérison n'apparaîtra pas à elle seule à la conscience, mais y surviendra accompagnée des sensations agréables, désirées, suscitées pendant le sommeil médicamenteux, et c'est cette prolongation de l'émotion agréable pendant la veille qui suit la suggestion, qui produit la guérison. En somme, on ne suggère pas une idée seule, mais, une *émotion* avec tout son complexus psycho-physiologique; et c'est encore cette émotion qui guérit, commé dans les suggestions à l'état de veille.

III

A cette thérapeuthique par suggestion on prétend opposer une thérapeutique *purement rationnelle.*

Or, il n'est pas difficile de démontrer que ce moyen curatif ne fait pas seulement appel au raisonnement logique pur, mais, qu'il met en mouvement tout un mécanisme suggestif et par conséquent *émotif.* C'est encore ici *l'émotion* qui guérira le malade.

Le raisonnement entraîne la guérison en créant la croyance à la guérison possible et l'émotion ou les émotions inséparables de cette croyance. Quand le raisonnement est impuissant à faire survenir l'émotion (espérance, joie, satisfaction d'amour-propre, ou au contraire crainte, peur, respect, etc.), il ne guérit pas.

L'idée fixe n'a point de valeur pathogénique en tant qu'idée *irrationnelle ou absurde* mais parce qu'elle porte avec elle un *cœfficient émotif énorme pour le malade qui la subit.* C'est là une vérité dont il parait essentiel de ne pas méconnaître l'importance. Voici un malade qui se présente avec une idée fixe, celle de fuir les contagions microbiennes : cette idée s'est emparée de la conscience à la faveur des émotions angoissantes qu'elle suscite chez le malade ; et une idée tout autre aurait très bien pu s'installer à sa place, par exemple l'idée de craindre une maladie non microbienne, anévrysme, embolie etc., ou encore l'idée d'homicide, une phobie quelconque, etc.

C'est la nature émotive du sujet qui choisit la nature des idées pathologiques. Voilà pourquoi il y en a une telle variété, le *choix* étant une manifestation émotive et non une déviation de la logique. Le malade sent presque toujours l'illogisme de sa phobie, et il est très superflu dans la plupart des cas de s'efforcer de lui faire saisir cet illogisme. Il le sait, et il s'en désole lui-même ce qui, entre parenthèse, donne encore plus de prise sur lui à la phobie.

Cette phobie a pris tel ou tel aspect par suite de l'état de réceptivité émotive plus ou moins grande où s'est trouvé le malade. De ceci il résulte qu'opposer un raisonnement à de telles idées, c'est se vouer à l'insuccès, et être exposé à ne point retrouver le cercle où a pénétré le malade, cercle dont il ne peut plus sortir.

Le malade guérira un beau jour où vous aurez réussi, quelquefois sans le vouloir, à lui susciter une émotion vive, agréable, et utile, en causant avec lui. Croire que c'est la force même de vos arguments qui l'a convaincu, cela me paraît une prétention étrange ; en réalité vous avez ou consolé ou reprimandé votre malade, et c'est l'émotion que vous avez créée ainsi qui a tout fait. Quand vous lui faites de la *logique pure*, le malade retient votre ton, vos gestes, votre aspect conciliant ou courroucé, grave, sévère, etc. et reconstruit avec cela un échaffaudage de *pure sensibilité* où chacun de vos arguments vaut, non par sa valeur logique, mais par sa valeur émotionnante : vous croyez faire le traîtement avec votre raison — et c'est votre cœur qui a agi.

Voici une preuve que l'idée fixe est entrée dans la conscience et peut en sortir facilement par une émotion. Mlle Clémentine B... a la phobie de la trichine. Je lui raconte que la fièvre typhoïde se donne très facilement par les eaux de ferme, qui renferment du fumier de la cour. Comme elle est cultivatrice, cette histoire la touche énormément. Le lendemain, elle me dit « je ne pense plus du tout à la trichine, je ne pense plus qu'à la fièvre typhoïde ». Voilà, par suite d'une émotion, disparition d'une idée fixe, réapparition d'une autre idée. Rien n'aurait changé si cette émotion n'avait eu lieu. Tout changement dans la conscience doit s'accompagner d'un état émotif agréable ou désagréable. C'est cette émotion en quoi consiste le plus souvent l'effet sur le malade de votre raisonnement. Sous les mots qui désignent vos concepts rationnels, se dissimulent des désirs, des tendances et des satisfactions émotives.

Or on sait que l'émotion met en branle tout un appareil psychomoteur ou vasculaire, glandulaire, qui a sur l'organisme entier un retentissement qui commence à être connu. Il n'est pas étonnant de voir les psychonévroses s'installer avec tous leurs symptômes à la suite des émotions brusques (émotions-chocs), ou répétées. Pour opérer la guérison, le raisonnement qui n'intéresserait que les éléments nobles de la substance cérébrale, ne suffit pas. Il faut une thérapeutique plus profonde, plus impressionnante, plus influente, plus émotive en un mot. Je ne veux pas donner d'exemples trop nombreux, deux peuvent suffire.

M. C..., de Dijon, âgé de 20 ans, a la phobie des microbes et des maladies contagieuses. Comme il est étudiant en pharmacie, il semblerait que jamais plus belle occasion d'appliquer la raison pure ne se trouvera. Et en effet, les parents, le médecin de la famille, se sont ingéniés à démontrer au malade qu'il a peur de chimériques possibilités de contagion. Mais rien n'a cédé. Un jour il flambe les boutons de porte, un autre jour il arrose la boîte aux lettres de solution de sublimé ; enfin ayant acheté une paire de superbes souliers jaunes à un marchand qui lui a paru « avoir le teint très pâle » et qu'il a incontinent soupçonné d'être tuberculeux, il rentre à la maison avec ses souliers dans une boîte et devant sa jeune sœur ahurie, les met dans une casserole et les fait bouillir. C'est le lendemain que son père me l'amène. C'est un gentil garçon très intelligent, sans aucune tare apparente. Je lui demande de me raconter le début de son affection, de sa phobie ; et comme je m'y attendais, j'y trouve une émotion : la mort rapide d'un ami, de méningite tuberculeuse à 19 ans : Or, cet ami lui a prêté des cahiers et des livres — d'où la phobie des microbes.

Une émotion est nécessaire, plus qu'un raisonnement, pour en finir avec cet état. Je conseille au malade de s'engager au régiment le plus proche et je conseille fortement au père de le laisser faire. On m'écoute, et des émotions inséparables de l'engagement et de l'entrée au corps suffisent.

Le malade m'a raconté depuis que sa phobie s'était passée tout d'un coup, le jour même de son arrivée au régiment où on le fit promener de bureau en bureau, et de gradés en gradés qui ne se gênaient point pour le recevoir.

Voici un autre exemple : c'est celui d'une jeune femme que m'adresse mon confrère, le Docteur ROBELIN, de Nuits-St-Georges. Neurasthénie banale avec dégoût de la vie et refus de se laisser soigner. Je parviens à la garder chez moi une huitaine de jours au bout desquels elle demande à partir. Elle n'est nullement guérie. Arrivée chez-elle, elle allume un réchaud pendant l'absence de son mari. Elle éprouve les premiers effets de l'asphyxie, quand son mari rentre inopinément. Elle est très fortement émue. Elle guérit en trois jours, se remet au travail, et est restée telle depuis un an. « Monsieur, disait-elle à son médecin quelques jours après sa tentative de suicide, quand j'ai entendu mon mari enfoncer la porte et quand je l'ai vu entrer blanc comme un linge et les yeux hors de la tête, cela m'a donné un coup, cela m'a révolutionnée, et je crois bien que c'est ça qui m'a guérie ». C'est très probable et aucune thérapeutique de persuasion n'aurait si facilement ni si sûrement abouti. Il fallait un traitement énergique, que la malade refusait du médecin, mais que les évènements lui ont fourni accidentellement.

Le médecin qui, cherchant à convaincre un névropathe s'imagine que son argumentation exacte et précise suffira à entraîner la foi et la guérison, s'illusionne toujours grandement.

Pas de conviction sans une dose de suggestion que renferme tout raisonnement, et sans l'émotion inséparable de la suggestion. Ne pas tenter une suggestion non émouvante, elle ne servira de rien. Ce n'est pas parce que le malade *croit* guérir par telle forme de traitement qu'il guérira en effet ; c'est parce que cette forme de traitement *l'émeut* et déclanche tout le processus psychophysiologique compliqué, d'une *émotion* favorable.

Le raisonnement, comme toutes les autres formes de suggestion, n'agit qu'en provoquant des émotions.

Et il n'est pas bien sûr que la suggestion par la logique soit beaucoup plus efficace que la suggestion par d'autres moyens. Elle est simplement plus agréable, plus austère, et elle demande du médecin une attention, une souplesse, et une dextérité plus grandes.

TRAITEMENT ÉLECTRIQUE
DU GOITRE EXOPHTALMIQUE

Nous avons appliqué le traitement électrique dans 8 cas de maladie de Basedow.

1° Dans *cinq* de ces cas, nous avons employé le *courant galvanique continu* seul avec la technique suivante : Plaque négative sur la thyroïde, plaque positive à la nuque, avec interposition entre la peau et les plaques, d'une épaisse couche d'ouate hydrophile imbibée d'eau pure. Intensité maxima du courant 30 à 40 milliampères. Durée de chaque séance 20 minutes. Une séance tous les jours.

Avec cette technique, j'ai obtenu constamment, sans exception sur les cinq cas traités, les résultats suivants : diminution régulière de la tumeur thyroïdienne, réduction du tour du cou au niveau de la glande de plusieurs centimètres (9 centimètres dans un cas, 6 centimètres dans un autre, 5 centimètres dans un troisième) ; disparition graduelle et complète de l'exophtalmie après 25 à 30 séances ; abaissement notable du nombre des pulsations depuis 180 et plus jusqu'à 100 et même 90, après 25 à 30 séances.

En même temps retour du sommeil ; l'angoisse respiratoire, le tremblement et la dyspnée d'effort disparaissent peu à peu ; l'état général s'améliore et le poids du malade augmente.

Sur ces cinq cas, 4 peuvent être considérés comme très près de la guérison après 60 séances de galvanisation, soit deux mois de traitement.

Les cinq cas traités par le courant continu ont été suivis après leur traitement. Chez deux d'entre eux, le corps Thyroïde n'a pas réaugmenté de volume après trois ans, et le pouls est resté à 80-90. Chez l'un des malades il a fallu refaire 31 séances au bout de dix-sept mois, car la thyroïde redevenait volumineuse et le pouls très rapide. Ces 41 séances ont remis les choses en état, et depuis quinze mois rien d'anormal ne s'est produit, la quasi-guérison s'est maintenue. Enfin, le dernier cas a été suivi deux ans sans qu'il se produise un symptôme alarmant, ni tachycardie, ni exophtalmie, ni goître. Au bout de ces deux ans, le malade a succombé à une pneumonie caséeuse qui l'a emporté en quelques jours.

2° Dans les 3 autres cas, j'ai essayé d'autres techniques.

Dans deux de ces cas, j'ai utilisé la *galvanisation continue* ci-dessus décrite, jointe à *une séance de radiothérapie tous les quinze jours*.

L'amélioration n'a pas été plus rapide, ni plus considérable que dans les cinq cas traités par le galvanique seul.

Enfin, le dernier cas a été traité par la faradisation (54 séances, bobine faradique à fil moyen, dix minutes à chaque séance), de la région périorbitaire, de la région du plexus sympathique carotidien, et de la région précordiale. Le résultat a été bon : la thyroïde a diminué de volume, le tremblement a cédé, le nombre des pulsations a diminué, mais l'exophtalmie a très lentement diminué. Huit mois après cette série de séances faradiques, le malade a vu réapparaître le tremblement, la tachycardie et la thyroïde redevenait volumineuse. Je lui ai fait alors 19 séances de galvanisation seule, selon la technique indiquée plus haut, et tout est de nouveau rentré dans l'ordre. Rien ne s'est produit depuis un an.

En résumé, le meilleur mode de traitement électrique de la maladie de Basedow, nous a paru être l'emploi exclusif du courant continu selon la technique indiquée. La constance des résultats, leur rapidité, et surtout leur maintien pendant très longtemps après le traitement nous font préférer ce procédé, qui d'ailleurs ne nous est pas personnel et a été déjà mis en pratique avant nous, mais dans des conditions de technique un peu différentes.